AF582240

ÉTUDE CLINIQUE

DES

TUMEURS MALIGNES

DU GRAND ÉPIPLOON

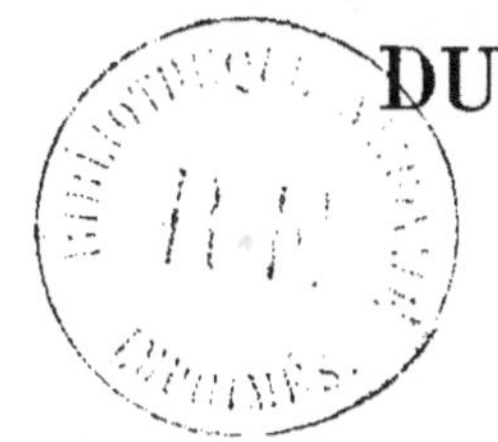

PAR

Hippolyte LAVOCAT

DOCTEUR EN MÉDECINE DE LA FACULTÉ DE PARIS

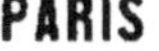

PARIS

OLLIER-HENRY, LIBRAIRE-ÉDITEUR

11 13, RUE DE L'ÉCOLE-DE-MÉDECINE, 11, 13

1892

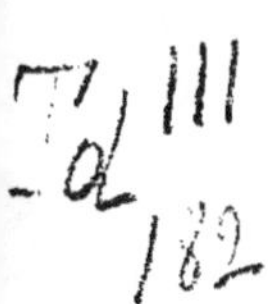

A MON PÈRE ET A MA MÈRE

Acceptez, mes chers parents, la dédicace de cette œuvre: elle est vôtre autant que mienne, par votre dévouement et votre affection.

MEIS ET AMICIS

A MES MAITRES DANS LES HOPITAUX

RAYMOND, HANOT, GERIN ROSE, RICHARDIÈRE, GOUGENHEIM

A MON PRÉSIDENT DE THÈSE

MONSIEUR LE DOCTEUR LABOULBÈNE

Professeur à la Faculté de médecine
Membre de l'Académie de médecine
Médecin des hôpitaux
Officier de la Légion d'honneur

AVANT-PROPOS

Ayant eu l'occasion d'observer pendant notre externat à l'hôpital de Lariboisière, un cas type de néoplasie du grand épiploon, il nous a semblé intéressant de grouper quelques observations similaires, et de tenter une synthèse clinique des différentes modalités de cette affection, en apportant comme appoint notre observation personnelle et trois observations inédites dues à l'obligeance de notre excellent ami Bezançon, interne des hôpitaux, que nous ne saurions trop remercier.

Nous n'avons pas la prétention d'apporter un signe nouveau pathognomonique, mais nous espérons avoir fait œuvre utile en mettant en lumière quelques points de détail qui peuvent faire arriver au diagnostic si difficile de cette affection.

Avant d'aborder notre sujet, qu'il nous soit permis d'adresser à nos maîtres dans les hôpitaux l'expression de toute notre gratitude pour la bienveillance constante qu'ils nous ont montrée et les sages enseignements qu'ils nous ont prodigués.

Que M. Raymond, toujours si affable pour nous, accepte l'hommage de notre profonde reconnaissance.

Que MM. Gerin, Roze, Richardière, accueillent l'expression de notre gratitude pour nous avoir montré par leurs leçons et leurs actes comment on pouvait et devait faire œuvre utile de médecin.

Nous sommes heureux de témoigner ici publiquement notre reconnaissante affection à M. Hanot, qui par ses leçons si intéressantes, ses façons si personnelles d'enseigner, sait faire aimer l'hôpital et en rendre le séjour si profitable.

Une année passée dans le service du Dr Gougenheim en nous initiant aux pratiques de la laryngoscopie, rhinologie et otologie fut pour nous instructive et agréable, aussi sommes-nous heureux de lui exprimer ici notre vive reconnaissance.

Que M. le professeur Laboulbène reçoive l'expression de notre sincère reconnaissance pour le grand honneur qu'il nous a fait en acceptant la présidence de notre thèse.

ÉTUDE CLINIQUE

DES

TUMEURS MALIGNES

DU GRAND ÉPIPLOON

L'étude des tumeurs malignes du grand épiploon fait partie de l'étude plus générale des tumeurs du péritoine.

Cette étude fut longtemps négligée et l'on ne trouve que des observations éparses dans les divers travaux des auteurs qui se sont occupés du cancer du péritoine.

Parmi ceux-ci l'on doit surtout citer Cruveilhier qui dans son *Atlas d'anatomie pathologique* rapporte trois cas de cancer primitif du péritoine, et Lanceraux qui à plusieurs reprises s'est occupé de la question.

Les auteurs classiques sont à cet égard très peu explicites ; beaucoup passent la question sous silence ou ne la trouvant pas encore au point refusent de s'en occuper.

C'est ainsi que s'expriment à ce sujet les auteurs de l'article péritoine du *Dictionnaire des sciences médicales de Dechambre.*

« La rareté de ces tumeurs ne permet pas une description clinique ou anatomique ».

Dans le *Dictionnaire de médecine et de chirurgie pratique* (*Dictionnaire Jaccoud*), il y a un court aperçu de la question ; affirmation de l'existence du cancer primitif du péritoine et en particulier du grand épiploon, description de l'aspect en cordon dur, inégal, de la tumeur épiploïque, fréquence de l'ascite, etc.

M. le professeur Tillaux dans son *Traité de chirurgie clinique*, tome II, fascicule I, étudie ces tumeurs du grand épiploon et en quelques lignes en résume les principaux caractères, tumeur superficielle, mate à la pression, le plus souvent mobile dans le sens transversal et vertical.

Enfin nous avons trouvé des documents dans différentes thèses.

Fournaise, thèse Paris, 1872.

Étude clinique sur les affections dites cancéreuses du péritoine.

Marquis, thèse Paris, 1873.

Cancer primitif du péritoine.

Lorreyte, thèse Paris, 1875.

Cancer du péritoine.

Chuquet, thèse Paris, 1879.

Cancer généralisé du péritoine.

Pendant que nous préparions cette thèse, M. Camus a traité la question qui nous occupe dans sa thèse inaugurale, « *Étude des néoplasies primitives du grand épiploon* ». Thèse Paris, 1892.

Dans cette thèse nous avons trouvé de précieux renseignements anatomo-pathologiques, l'auteur étudiant spécialement la question au point de vue histologique et essayant une classification des diverses tumeurs de l'organe.

Dans les diverses thèses ou mémoires que nous avons lus, la question n'a jamais été présentée à un point de vue clinique, les diverses monographies s'occupant du cancer du péritoine en général, la thèse de Camus étant faite au point de vue histologique.

Ayant observé un cas typique de cancer du grand épiploon, nous avons pensé qu'il serait intéressant de mettre en relief les caractères objectifs qui font de cette affection une maladie toute spéciale.

Par suite de la disposition du grand épiploon, en effet, les tumeurs qui se localisent dans cet organe prennent, qu'elles soient primitives ou secondaire, à peu près le même aspect.

C'est ce que montrent les diverses observations que nous publions, observations dont trois sont inédites et nous ont été communiquées par notre ami Bezançon, observations qu'il a recueillies pendant son année d'Internat à l'hospice des Ménages dans le service du Dr Barié.

ÉTIOLOGIE

L'étiologie des tumeurs malignes du grand épiploon est obscure comme l'étiologie du cancer en général.

Dans les diverses observations publiées on ne trouve aucun fait pouvant expliquer la localisation du cancer à l'organe qui nous occupe.

Comme Lorreyte l'a déjà fait remarquer dans sa thèse sur le cancer du péritoine, et comme le dit M. le professeur Tillaux, l'affection est rare dans l'enfance où le grand épiploon est peu développé.

La maladie encore rare dans l'adolescence devient plus fréquente de 40 à 60 ans, la majorité des cas ayant trait à des individus autour de la cinquantaine.

L'observation de l'Atlas de Cruveilhier porte sur une femme de cinquante ans, l'observation de Lancereaux sur le cancer colloïde du péritoine, a trait à un homme de cinquante-six ans, etc.

Cependant l'affection n'est pas absolument rare dans la jeunesse, l'observation XI de la thèse de Lorreyte parle d'un homme de 30 ans.

Théophile Anger dans une observation de cancer primitif de l'épiploon présenté à la Société anatomique en 1886 rapporte le cas d'une femme de 25 ans.

L'observation III de la thèse de Camus, due à M. Lancereaux, a trait également à un homme de 25 ans.

Chez le vieillard l'affection ne serait pas rare, et notre ami Bezançon nous dit en avoir vu cinq cas pendant son année d'internat à l'Hospice des Ménages.

Le sexe semble jouer un rôle dans la fréquence de l'affection ; le cancer du grand épiploon comme le cancer du péritoine serait plus fréquent chez la femme.

Sur 9 cas de cancer du péritoine Lebert en a vu 7 chez des femmes; sur 25 cas signalés par Lorreyte il y avait 15 femmes et 10 hommes.

Ce fait semble confirmé par nos observations inédites qui portent toutes sur des femmes (4 sur 4).

Le cancer du grand épiploon peut être secondaire; tantôt il n'y a que quelques noyaux disséminés qu'on ne trouve qu'à l'autopsie, tantôt, quoique secondaire, le cancer de l'épiploon occupe toute la scène, semblable à ces cancers secondaires du foie qui seuls attirent l'attention alors que le noyau primitif stomacal ou intestinal passe inaperçu.

Le cancer secondaire du grand épiploon se voit à la suite de cancer de l'estomac; les relations vasculaires des deux organes nous expliquent cette propagation (forme gastro-épiploïque de Bard).

Les cancers de l'intestin, du foie, peuvent s'y généraliser. Dans une des observations inédites une petite tumeur du sein, sans importance, donnait naissance à un énorme cancer du grand épiploon.

Le cancer du grand épiploon se voit souvent à la suite des tumeurs épithéliales de l'ovaire.

Poupinel (thèse Paris, 1886. *De la généralisation des kystes et tumeurs épithéliales de l'ovaire*) a bien étudié cette question, sur 116 cas 61 s'étaient propagés au péritoine, parmi lesquels 39 à tout le péritoine et trois au grand épiploon seul.

SYMPTOMES

Le début de l'affection est variable, quelquefois il est tout à fait insidieux, et ce n'est que par hasard dans le cours d'une affection aiguë étrangère pour laquelle entre le malade qu'en palpant le ventre on fait le diagnostic.

Cependant il n'en est pas ainsi le plus souvent, dans les diverses observations publiées on voit que le premier symptôme qu'aient accusé les malades consiste en des douleurs abdominales.

Ces douleurs quelquefois réduites à une sensation plus ou moins pénible de pesanteur, sont quelquefois très vives, la douleur est tantôt générale, tantôt et le plus souvent localisée à la région ombilicale, elle est tantôt spontanée, tantôt seulement provoquée par le palper.

Bien souvent à la douleur s'ajoute un symptôme beaucoup plus important, l'augmentation de volume de l'abdomen, soit par le fait de la tumeur, soit surtout par le fait de l'ascite concomitante.

Dans certains cas, au contraire, le début est brusque, la malade a été prise d'une douleur violente, le plus souvent péri-ombilicale, le ventre est météorisé, le malade est pris de vomissements alimentaires, puis porracés. On croit à une péritonite aiguë, cependant les accidents s'amendent, et ce n'est qu'alors, le ventre étant moins douloureux, qu'on peut faire le palper soigneux de l'abdomen et reconnaître que la péritonite était secondaire à une tumeur épiploïque.

Signalons enfin un dernier mode de début, ce sont les troubles digestifs, anorexie, vomissements alimentaires, quelquefois bilieux, jamais sanglants, qui ouvrent la scène et font penser à une affection gastrique ou intestinale.

L'étude des modes du début de l'affection nous a montré que les signes fonctionnels attiraient bien peu l'attention sur le siège de l'affection, mais que bien loin de là, ils détournaient souvent l'esprit du diagnostic précis.

Il n'en est pas de même, croyons-nous, des signes physiques, ceux-ci en effet dans un grand nombre des cas donnent des renseignements si précis que le diagnostic s'impose.

Signes physiques. — L'abdomen est le plus souvent augmenté de volume, moins par le fait de la tumeur que par celui du météorisme et de l'ascite.

D'après la plupart des auteurs l'ascite ne manque jamais, cependant dans nos quatre observations inédites nous ne relevons qu'un cas d'ascite appréciable cliniquement ; car, dans les autres cas, on ne trouva à l'autopsie que quelques centaines de grammes de liquide. Le plus souvent l'ascite est considérable, il y a 8 à 10 litres de liquide dans l'abdomen, qui est étalé, élargi, dans le sens transversal (ventre en batracien).

Cette ascite gêne souvent pour le diagnostic qui ne peut être fait qu'après la ponction.

Quels sont les caractères du liquide ascitique ?

Trousseau a beaucoup insisté sur la fréquence du caractère hémorrhagique de l'ascite cancéreuse ; cependant l'ascite peut être séreuse ; elle l'était dans l'observation IV de la thèse de Marquis ; dans notre observation VI le liquide était citrin.

Dans les cas où il n'y a pas ou peu d'ascite, ou s'il y a ascite, après la ponction, le palper donne des renseignements très précis.

Pour faire ce palper qui est toujours difficile, il faut mettre le malade bien à plat dans le décubitus dorsal, les cuisses légèrement fléchies sur l'abdomen et le faire respirer bien doucement.

On sent alors dans la région ombilicale une tumeur de forme spéciale, étalée en plaque, étendue transversalement d'un hypocondre à l'autre.

Cette tumeur est d'ordinaire mobile, mobile dans le sens vertical et dans le sens transversal.

Cette tumeur est superficielle, on la sent immédiatement en arrière de la paroi abdominale, qui est mobile sur elle le plus souvent mais qui adhère quelquefois à la tumeur.

Cette tumeur est d'ordinaire dure, résistante, elle est tantôt lisse, tantôt au contraire inégale et bosselée.

Cette tumeur remonte d'ordinaire à quelques centimètres au-dessus de l'ombilic ; là elle se termine souvent par un bord épais coupé brusquement.

Le bord inférieur déborde l'ombilic de plusieurs travers de doigts, il est souvent tranchant et ressemble alors au bord inférieur du foie.

Latéralement la tumeur se délimite d'ordinaire assez bien à droite, où elle présente une grosse extrémité arrondie, tandis qu'il n'est pas rare de la voir à gauche venir se cacher sous le rebord costal.

Cette tumeur est d'ordinaire douloureuse à la palpation.

A la percussion superficielle la tumeur donne de la matité franche, mais à la percussion profonde on peut avoir de la sonorité ou tout au moins de la submatité.

Au-dessus de la tumeur la main qui palpe sent la consistance normale de la paroi abdominale qu'on déprime facilement; si on percute cette région on y trouve de la sonorité, et cette sonorité au-dessus d'une zone de matité, jointe au fait qu'on peut pénétrer au-dessus de la tumeur librement sous les fausses côtes nous a paru avoir une grande valeur diagnostique.

En bas, de même au-dessous de la tumeur à la matité, succède la sonorité, et la main peut plonger dans l'excavation pelvienne qui est libre.

A côté de cette forme bien typique, la seule à notre avis où l'on puisse poser le diagnostic, il en est d'autres plus rares, il est vrai, mais importantes à connaître.

Nous voulons parler de ces cas où la tumeur épiploïque, au lieu d'être une tumeur en nappe ou en corde, est formée de noyaux qui, selon l'expression pittoresque de M. Lancereaux, sont appendues au grand épiploon comme des plombs aux mailles d'un épervier.

Dans ces cas au palper, au lieu d'une tumeur unique on a des petites tumeurs souvent en assez grand nombre, superficielles et mobiles, ce dernier caractère, si on le perçoit, pourra mettre sur la voie du diagnostic.

Dans quelques cas la tumeur siège dans la région épigastrique, elle occupe tout le triangle de Labbé et empiète sur la portion de la face convexe du foie qui déborde les fausses côtes, dans ce cas la tumeur simule le cancer de la face antérieure de l'estomac propagé au foie. Alors le diagnostic est impossible par le seul palper.

Lorsque la tumeur est très volumineuse, comme dans le cas de M. Théophile Anger où le cancer descendait jusqu'au petit bassin, on ne pourra guère songer au grand épiploon, cependant la mobilité de la tumeur, que dans ce cas le toucher vaginal montrait indépendante de l'utérus, peut mettre sur la voie du diagnostic :

A côté de ces signes qui sont ceux d'une tumeur siégeant au grand épiploon, il en est d'autres qui sans avoir de valeur au point de vue de la localisation de la tumeur péritonéale, ont une grande importance au point de vue du diagnostic de la malignité de la tumeur.

Nous voulons parler des nodosités cancéreuses cutanées ; dans les observations VI et VIII de cette thèse, observations dues à M. Bezançon, il y avait autour de l'ombilic des petites nodosités cutanées, rouges, violacées, dures, du volume d'une grosse lentille.

La constatation d'adénites inguinales a une certaine importance. Chomel et Guéneau de Mussy ont insisté sur le gonflement de ces ganglions qui sont volumineux et de consistance ligneuse, dans l'observation VI de cette thèse les ganglions étaient durs et tuméfiés.

Signes fonctionnels. — La douleur manque rarement, mais elle est d'intensité variable, tantôt il y a simple gêne, tantôt sensation de pesanteur, tantôt enfin il y a douleur vive presque intolérable, due le plus souvent à de la péritonite.

L'appétit est quelquefois conservé, mais le plus souvent il y a de l'anorexie sans caractère spécial.

Les vomissements ne sont pas rares, même en dehors de toute complication stomacale, quelquefois ils sont incoercibles et surviennent à la moindre tentative d'alimentation.

Les vomissements alimentaires et quelquefois bilieux ne sont jamais sanglants.

Dans un grand nombre de cas ils tiennent, soit à de la péritonite aiguë, soit et le plus souvent à des petites poussées de péritonite subaiguë.

La constipation est presque habituelle, dans certains cas cependant il y avait alternance de diarrhée et de constipation.

Dans certains cas la constipation devient opiniâtre et l'on a signalé de l'obstruction intestinale avec vomissements fécaloïdes.

Les autres symptômes tiennent à l'ascite, si celle-ci est considérable, il y a de la gêne respiratoire, troubles cardiaques, etc. ; la compression de la veine-cave ou des iliaques peut amener de l'œdème des membres inférieurs, mais cet œdème a moins de complication et est toujours postérieur en date à l'ascite.

Dans certains cas enfin on a de la *phlegmatia alba dolens*.

Les symptômes généraux n'ont rien ici de spécial, ce sont ceux de toute tumeur cancéreuse, amaigrissement, cachexie progressive, teint jaune paille, etc.

Marche. — La marche se fait d'ordinaire en deux temps, après une période de latence de 1 à 2 ans environ, la cachexie arrive rapidement et le malade succombe dans le marasme, ou bien emporté par une complication.

Celles-ci ne sont pas rares ; elles portent sur l'appareil respiratoire d'ordinaire, et nombre de ces malades meurent de pneumonie ou plutôt de broncho-pneumonie.

La pleurésie n'est pas rare, tantôt par les lymphatiques du diaphragme selon le mécanisme invoqué par MM. Charcot et Debove, le processus cancéreux s'est propagé à la plèvre qui est le siège d'une néoplasie analogue à celle du péritoine, néoplasie qui trahit sa présence par un épanchement hémorrhagique ou citrin d'ordinaire, bilatéral, tantôt la plèvre est le siège de la localisation cancéreuse secondaire sans que l'examen du diaphragme y montre les traînes de lymphangite cancéreuse caractéristique.

La péritonite est fréquente, elle est tantôt latente, tantôt subaiguë, survenant soit après traumatisme, soit après la ponction, soit sans cause.

Le malade est pris brusquement de douleur aiguë, de météorisme, le pouls est petit, filiforme, le faciès grippé, les vomissements porracés apparaissent et la mort peut survenir quoique le plus souvent il y ait plusieurs poussées de péritonite subaiguë.

ANATOMIE PATHOLOGIQUE

A l'ouverture de l'abdomen on voit le plus souvent s'écouler une quantité plus ou moins considérable de liquide, tantôt séreux, citrin, tantôt rougeâtre ; fréquemment on voit les anses intestinales agglutinées et recouvertes de fausses membranes, mais ce qui frappe, c'est une disposition spéciale absolument typique de l'abdomen qui semble être divisé en deux loges :

Au-dessous du plastron sterno-costal on voit l'estomac et souvent l'angle droit du colon faire saillie.

Puis une plaque quadrilatère, sorte de gâteau étendu d'un hypocondre à l'autre, terminé le plus souvent supérieurement par un bord épais, inférieurement par un bord mince et tranchant ; cette plaque se termine le plus souvent par une extrémité mousse à droite, à gauche elle présente souvent un prolongement qui disparaît sous les fausses côtes gauches.

Dans certains cas on dirait d'un pancréas monstrueux venant émerger au-dessus des intestins.

La tumeur a souvent 25 à 30 centimètres dans son grand diamètre transversal ; sur 10 à 12 dans son diamètre vertical, sur 3 à 4 centimètres d'épaisseur.

Dans certains cas le diamètre vertical étant réduit on a une forme en corde.

Cette tumeur est mobile sur le plan profond et sur le

plan superficiel, mais elle peut adhérer à l'un et à l'autre soit par propagation, soit par suite de poussées péritonitiques.

Au-dessous de la tumeur on retrouve les circonvolutions de l'intestin grêle souvent aplaties, diminuées de calibre.

A première vue il semble que l'estomac en haut, la tumeur au centre et une grosse anse intestinale en bas ou en arrière ne fassent qu'un ; si alors on dissèque avec soin on peut préciser les rapports de la tumeur qui sont les suivants :

Partie du bord inférieur, c'est-à-dire de la grande courbure de l'estomac, la tumeur après un trajet plus ou moins long vient aboutir à une grosse anse intestinale bosselée qui est l'arc transverse du colon ; dans certains cas, la tumeur après avoir suivi une direction verticale semble se retrousser pour venir englober par sa face postérieure l'arc du colon qu'il faut sculpter pour le dégager de la tumeur.

Cette tumeur est tantôt lisse, tantôt inégale, bosselée, sa couleur est d'ordinaire d'un gris rosé.

A côté de cette forme type qui dessine absolument le grand épiploon, il en est une autre dont on trouve un bel exemple dans l'atlas de Lancereaux : dans cette forme, l'épiploon conserve son aspect en tablier, mais il est pour ainsi dire criblé de petites masses, tantôt sessiles, tantôt pédiculées, à appendices comme des balles de plomb à un épervier.

La tumeur reste rarement limitée au grand épiploon,

souvent l'épiploon gastro-hépatique et tout le péritoine pariétal et viscéral est envahi.

De ce cas il est souvent recouvert d'une série de masses grisâtres, de forme hémisphérique ; ces masses sont tantôt sessiles, tantôt pédiculées, leur grosseur est variable, du volume d'un pois à une petite noisette.

Ces masses sont souvent situées exactement sur le trajet des vaisseaux. Fréquemment les ganglions mésentériques, les ganglions du hile du foie sont dégénérés.

L'estomac et l'intestin sont souvent indemnes, la tumeur envahissant la tunique séreuse, sans pénétrer jusqu'à la muqueuse, dans d'autres cas elle finit par faire saillie sur un point dans la cavité de l'organe.

Le foie est souvent le siège de noyaux cancéreux ombiliqués secondaires.

Les plèvres sont souvent tapissées de petits noyaux analogues à ceux du péritoine, elles contiennent d'ordinaire quelques centaines de grammes de liquide citrin ou hémorrhagique.

Au point de vue histologique on trouve « du carcinome encéphaloïde, du squirrhe et du carcinome colloïde ou muqueux » (Cornil et Ranvier).

N'ayant point la compétence nécessaire, nous renvoyons à la thèse de Camus, faite sous l'inspiration de M. Lancereaux, dans laquelle l'auteur tente une classification histologique des tumeurs du grand épiploon : endothéliomes, lymphomes, lipomes, fibromes et sarcomes (fibromes embryonnaires de Lancereaux).

DIAGNOSTIC

Etant donnée une tumeur de forme allongée dans le sens transversal, étendue d'un hypocondre à l'autre tumeur mobile, mate à la percussion et située entre deux zones supérieure et inférieure sonores, le diagnostic sera le plus souvent facile, on pensera à une affection du grand épiploon et pour peu que le malade soit âgé et cachectique, que la tumeur soit inégale, bosselée, on pensera à un cancer de cet organe.

Cependant la tumeur n'étant pas toujours aussi nette le diagnostic est souvent difficile et dans certains cas impossible. Une des grosses difficultés du diagnostic est la présence de l'ascite, ascite qui, nous l'avons vu, manque rarement dans les affections cancéreuses de l'abdomen.

Peut-on malgré cette ascite arriver au diagnostic?

Dans certains cas, malgré qu'il y eût ascite, le ventre était globuleux; et surtout était proéminent à la partie supérieure, mais le plus souvent le ventre est étalé et le signe précédent est trop inconstant pour avoir de la valeur; ce qui en a davantage, c'est le fait suivant : tandis que dans l'ascite, si l'on fait changer le malade de position, le faisant mettre tantôt dans le décubitus latéral droit, tantôt dans le décubitus latéral gauche, la ligne de niveau varie, dans le cas d'ascite compliquant une tumeur épiploïque on voit que la ligne de matité est terminée supérieurement par une ligne de niveau invariable, bien différente de la ligne de niveau essentiellement mobile du liquide.

Dans ces cas d'ascite on devra éliminer toutes les causes médicales de l'affection.

1° La cirrhose atrophique; dans ce cas le malade alcoolique a vu après une phase de troubles digestifs son ventre augmenter de volume, puis l'ascite est apparue et avec elle la circulation collatérale; la malade a un teint terreux spécial et non jaune paille, les urines sont d'une couleur rouge un peu spéciale, comme briquetée.

2° Ascite d'origine cardiaque ; dans ce cas l'ascite a été précédée par l'œdème des jambes et des cuisses, enfin le malade présente tous les signes d'une affection cardiaque qui n'est plus compensée.

3° Ascite d'origine brightique ; dans ce cas l'ascite n'est qu'un accident ultime, le malade n'a que peu d'urine, contenant souvent beaucoup d'albumine, le cœur très volumineux donne à l'auscultation les signes d'un bruit de galop, etc.

Dans les cas où il n'y a pas d'ascite, ou bien après la ponction s'il y avait ascite le diagnostic est en général plus facile.

Le premier point qui s'impose c'est de voir si la tumeur est une tumeur pariétale développée dans l'épaisseur des parois ou bien une tumeur plus profonde, cavitaire.

« Dans les deux cas, dit M. le professeur Tillaux, la tumeur cesse d'être perçue par l'œil et par la main lorsqu'on met les muscles de la paroi en état de contraction, ce qui en général est un bon signe de diagnostic entre les tumeurs pariétales et cavitaires. Le seul signe différentiel est tiré de la mobilité de la tumeur : si cette dernière éprouve des mouvements de locomotion en rapport avec l'acte respiratoire, si on la déplace facilement avec la main en la portant de divers côtés il est très probable qu'elle est cavitaire ».

Si la tumeur est adhérente, le diagnostic est très difficile, cependant on y arrive quelquefois grâce aux divers caractères que nous avons indiqués, tumeur en nappe ou en corde transversale, etc.

La tumeur est bien cavitaire, quel est son siège.

Certains épithéliomas de la face antérieure de l'estomac propagés au foie, simulent à s'y méprendre le cancer du grand épiploon, et étant donnée la rareté relative de ce dernier on fait le diagnostic de tumeur de l'estomac ; cependant la marche de l'affection, l'absence d'hématémèses, et surtout l'examen du suc gastrique, peuvent faire éliminer l'hypothèse d'une tumeur gastrique.

Les tumeurs hépatiques s'en distingueront facilement; en effet, dans ce cas, la matité de la tumeur se continue avec celle du foie sans interruption, tandis que dans les tumeurs du grand épiploon au-dessus de la matité, de la tumeur, on a une zone sonore souvent tympanique, enfin le plus souvent au palper on peût glisser les doigts sous les fausses côtes et voir que la tumeur est indépendante du foie.

Les tumeurs spléniques s'en distingueront plus difficilement ; en effet, il n'est pas rare de voir la tumeur épiploïque envoyer sous les fausses côtes une sorte de prolongement, de sorte qu'ici on ne peut glisser les doigts entre la tumeur et les fausses côtes gauches.

Le plus souvent ces tumeurs spléniques ne sont que l'hypertrophie de la rate ; aussi celle-ci a-t-elle conservé sa forme, ce qui aide au diagnostic, en cas de tumeur de la rate on n'aurait pas cet aspect en corde ou en nappe qui existe le plus souvent.

Le diagnostic avec un kyste de l'ovaire ou des fibromes utérins sous-peritonéaux est en général facile dans le cas de tumeur épiploïque, on peut sentir au palper une ligne de démarcation entre la tumeur et l'excavation pelvienne ; il y a des cas où la tumeur épiploïque était fixée par des adhérences au petit bassin, dans ce cas le diagnostic est difficile, pour ne pas dire impossible, cependant le toucher vaginal pourra permettre d'éliminer dans bien des cas toute tumeur appartenant à l'utérus ou aux annexes. Nous insistons beaucoup sur l'importance du toucher vaginal qu'il faut toujours pratiquer dans les cas difficiles.

Les tumeurs du mésentère sont faciles en général à diagnostiquer, elles ne ressemblent en rien aux tumeurs épiploïques, sont rarement mates étant recouvertes au début par la masse intestinale. Enfin les tumeurs du mésentère sont peu modifiées par les mouvements respiratoires.

Le diagnostic peut être difficile dans certains cas avec la péritonite tuberculeuse ; celle-ci s'accompagne souvent d'une sorte de rétraction de l'épiploon qui forme une barre transversale semblable à une corde tendue d'un hypocondre à l'autre, mais dans ce cas, le ventre est globuleux, météorisé, les anses intestinales distendues sont perceptibles au palper, et sont le siège de bruits de gargouillement tout spéciaux, le malade enfin le plus souvent est porteur de lésions tuberculeuses dans ses poumons, il a de l'entérite, de la fièvre, des vomissements porracés, ce qui ne se voit que dans les complications des tumeurs du grand épiploon.

Le traitement consistera dans un traitement approprié aux diverses complications, troubles digestifs, ascite.

Nous ne connaissons qu'un cas de traitement chirurgical suivi d'ailleurs d'insuccès.

M. Bouilly a présenté le 27 mai 1885 à la Société de chirurgie une tumeur du poids de 5 kilos développée dans le grand épiploon et adhérente à la grande courbure de l'estomac, on dut faire l'extirpation incomplète à cause des adhérences avec l'estomac ; la mort survint avec des accidents de délire.

OBSERVATIONS

Forme en plaque.

OBSERVATION I

Cancer primitif de l'épiploon par Théophile Anger (Société Analomique, 1866.

La femme sur laquelle on a trouvé cette tumeur était âgée de 25 ans. Elle venait d'accoucher et accusait dans le ventre la présence d'une tumeur pouvant faire croire un instant qu'elle avait eu une grossesse gémellaire. Le ventre était le siège d'une ascite notable et en déprimant le liquide, on parvenait sur une tumeur solide, s'étendant jusque dans le petit bassin ; mais le toucher fit voir que l'utérus était libre. L'idée de la présence d'un second fœtus fut écartée et malgré la rareté de l'ascite en pareil cas, on crut à l'existence d'une tumeur fibreuse.

L'ascite augmenta rapidement, il fallut recourir le 23 octobre à une ponction. Celle-ci amena un soulagement marqué, et l'on put mieux apprécier, par la dépression de la paroi abdominale les caractères de la tumeur qui parut jouir d'une certaine mobilité et donner lieu au frottement peritonéal.

Le liquide se reproduisit et le 23 novembre on dut recourir à une seconde ponction. La malade mourut trois jours après.

A l'autopsie on trouva une tumeur énorme formée par l'épiploon, comme lardacée donnant à la pression un suc lactescent.

Au centre de l'épiploon se trouvait un kyste énorme; une quantité de petites tumeurs lardacées, jaunâtres, variant depuis le volume d'un grain de millet jusqu'à celui d'une noisette, couvrait la face péritonéale de tous les viscères abdominaux qui se touvaient sains.

Les ganglions abdominaux avaient subi la même dégénérescence que l'épiploon.

L'examen microsopique révéla la présence d'éléments nucléaires, avec nucléoles brillants et de granulations graisseuses, mais point d'autres éléments.

OBSERVATION II (Résumée).

Cancer encéphaloïde du péritoine à marche aiguë par M. le professeur Colin à l'hôpital du Val-de-Grâce citée dans la thèse de Marquis.

Il s'agissait d'un homme de 43 ans, qui éprouvait depuis quelques mois déjà des douleurs vagues dans les hypocondres, de l'anorexie, et une grande difficulté de digestion.

L'état général se maintenait satisfaisant, mais le malade ressentait une dyspnée inexplicable par l'état du cœur et des poumons; bientôt l'anorexie devint plus complète, chaque repas était suivi d'une régurgitation.

« La palpation de l'épigastre fait reconnaître une tumeur correspondant à la région gastro-splénique, tumeur dure, présentant sous la main une surface irrégulièrement quadrilatère et d'autre part plongeant par sa base sous les fausses côtes gauches.

On constate de plus de l'œdème des jambes. On porte le diagnostic de cancer encéphaloïde du péritoine ».

Le malade meurt de péritonite aiguë et à l'autopsie on trouve :

De l'ascite non hémorrhagique et des traces de péritonite récente.

La grande courbure de l'estomac est englobée dans une masse de tissu encéphaloïde ; offrant l'aspect et presque le volume d'un cerveau entier, cette masse s'est développée dans l'écartement des deux feuillets antérieurs du grand épiploon.

Outre cette tumeur principale, il y en avait d'autres beaucoup plus petites, arrondies, appendues au bord libre de l'intestin grêle. Les divers viscères étaient sains.

OBSERVATION III

Résumée d'après l'observation VIII de la thèse de Lorreyte, recueillie dans le service de M. Millard, chez une femme de 39 ans.

L'affection semble avoir débuté par des douleurs abdominales, siégeant à gauche de l'ombilic ; ces douleurs intermittentes sourdes ont été en croissant.

Aux douleurs a succédé l'augmentation du volume de l'abdomen.

La malade a du dégoût pour les aliments et a eu des vomissements fréquents.

Elle présente un état cachectique très marqué ; le faciès a le type abdominal.

La ventre est tendu, volumineux, sillonné de veines volumineuses qui se dessinent sous les téguments en traînées presque rectilignes.

Ascite abondante; il n'y a de sonorité que dans la région épigastrique.

Au palper on a la sensation de noyaux durs, inégaux, occupant la cavité abdominale dont quelques-uns sont contigus à la paroi.

Toute la région hypogastrique donne à la main la sensation d'un gâteau volumineux qui remonte vers l'ombilic en se dirigeant surtout vers la gauche pour aller se perdre sous le rebord costal du même côté.

Cachexie rapide, œdème généralisé, mort.

Autopsie. — Ascite hémorrhagique abondante. Ce qui frappe le plus c'est un bloc volumineux, mamelonné, jaunâtre, strié de rouge carmin et occupant tout le grand épiploon. Cette énorme tumeur, par son fonds, a attiré le colon transverse, vers la partie inférieure du ventre, laissant ainsi à découvert la face antérieure de l'estomac, sur laquelle est une grosse tumeur.

La masse épiploïque a une longueur de 30 centimètres sur 10 à 15 de largeur et 5 à 6 centimètres d'épaisseur.

Sa surface antérieure est marronnée, son bord inférieur nettement bosselé.

Le péritoine pariétal, le mésentère sont criblés de petits noyaux cancéreux. Les viscères sont intacts.

Cette tumeur molle a tous les caractères extérieurs de l'encéphaloïde.

OBSERVATION IV

Richard Schulz. — Das Endotheliarcinom. Arch. der Heilkunde, 1876, *t. XVII, page* 16, *résumée d'après la thèse de Camus.*

Femme âgée de 59 ans.

Début par douleurs térébrantes dans l'abdomen, exaspérées après le repas.

Le ventre est volumineux, sillonné de grosses veines ; il est le siège d'une ascite abondante.

Au palper on sent dans le côté droit une tumeur longue de 10 centimètres, sur 3 à 4 de largeur, tumeur non adhérente à la peau, mate à la percussion, surmontée par une zône de sonorité eclatante. Dyspnée intense. Mort.

Autopsie. — Ascite hémorrhagique.

Le grand épiploon est transformé en une corde grossièrement bosselée, ayant une direction transversale, large de deux travers de doigt et d'une épaisseur de un centimètre. On trouve encore le péritoine pariétal épaissi ; le péritoine viscéral est criblé de nodosités cancéreuses.

Nature histologique : endothéliome.

OBSERVATION V

Résumée d'après la thèse de Camus. Lancereaux, Archives générales de médec., novembre 1878.

Femme âgée de 52 ans. Entre pour des douleurs abdominales et de la tuméfaction du ventre remontant à 6 semaines.

Amaigrisement, anorexie, vomissements.

Le ventre est volumineux (ascite, circulation collatérale).

Deux ponctions : on retire 12 litres, puis 11 litres de liquide citrin. Après la seconde ponction, au palper on trouve dans l'abdomen surtout au-dessus de l'ombilic, des masses multiples du volume d'un œuf.

Ces masses indurées, arrondies, un peu mobiles sont distinctes de l'estomac et de l'intestin. Cachexie progressive, mort.

A l'autopsie. — Liquide en quantité considérable. Pas de tumeurs stomacalës ou intestinales.

Le grand épiploon, fortement rétracté est réduit à une bandelette transversale, large de 2 à 3 travers de doigts, épaissi, inégal et bosselé, a une apparence qui rappelle le pancréas. Il est ferme, un peu friable, composé de grains jaunâtres graisseux et de grains blanchâtres, de nouvelle formation ayant depuis le volume d'une tête d'épingle jusqu'à celui d'une lentille.

Nature histolologique : endothéliome.

OBSERVATION VI (inédite).

La nommée T..., âgée de 73 ans.

Antécédents héréditaires. — Père mort de maladie de cœur. Mère morte hydropique.

Antécédents personnels. — La malade n'a pas eu de maladie pendant son enfance ; à 22 ans elle eut une métrite ; à 51 ans une gastralgie.

Depuis deux mois, la malade souffre de douleurs dans l'abdomen, qui depuis cette époque a commencé à grossir.

Au moment où nous l'examinons le ventre est ballonné de forme globuleuse et non étalé transversalement ; il est extrêmement tendu.

Le palper est difficile à cause de la résistance des muscles de la paroi, cependant il permet de reconnaître à droite et à gauche de l'ombilic 5 à 6 nodosités du volume d'une grosse lentille, très adhérentes à la peau ; à la région épigastrique on trouve trois autres nodosités disséminées.

Le ganglions inguinaux transversaux sont assez développés.

A la percussion on a de la matité remontant depuis le pubis jusqu'à deux travers et demi de doigt au-dessus de l'ombilic ; cette matité se prolonge très manifestement dans le flanc gauche et ne disparaît pas sur ce point lorsque la malade est dans le décubitus latéral droit.

Au-dessus de cette zone mate tympanisme.

A droite, le flanc est notablement plus sonore qu'à gauche, et cette sonorité persiste lorsque la malade est dans le décubitus du même côté.

Dans la zone mate on a une sensation très nette de flot.

Le toucher vaginal montre que l'utérus est indépendant de la tumeur.

La mamelle droite est envahie par une large tumeur ulcérée.

Cette tumeur remonte à l'année 1889, elle s'accompagne d'une adénopathie considérable de l'aisselle droite.

L'appétit est conservé la malade ne vomit pas, elle est constipée, l'état général est assez bon.

La malade fait pendant son séjour à l'infirmerie de la broncho-pneumonie et meurt.

A l'autopsie, on trouve cinq à six litres de liquide citrin.

Le péritoine pariétal est criblé de petites nodosités grisâtres, hémisphériques.

Le péritoine diaphragmatique et le péritoine pelvien est criblé de masses de même nature, de même que le mésentère.

Sur le péritoine viscéral des intestins, ces petits nodules sont situés exactement sur le trajet des vaisseaux mésentériques, ils ont une forme sphérique et sont presque pédiculés.

L'épiploon gastro-hépatique est infiltré des mêmes nodules.

Enfin dans la région du grand épiploon on voit une corde inégale, bosselée, étendue transversalement d'un hypocondre à l'autre.

Cette masse dure, d'un gris blanchâtre semble formée par la confluence de petits nodules cancéreux.

Au-dessus de cette masse on aperçoit l'estomac et le coude droit du colon.

Si on essaie de la disséquer on voit qu'elle part de la grande courbure de l'estomac pour aboutir au colon transverse.

Les deux ovaires présentent quelques petits noyaux cancéreux et kystiques.

Sur les plèvres, à l'incision desquelles s'écoulent quelques centaines de gramme de liquide citrin, on voit quelques noyaux cancéreux.

Les poumons présentent des petits noyaux de broncho-pneumonie. Les autres viscères sont sains.

Examen histologiquee de la tumeur: carcinome avec prédominance du tissu fibreux.

OBSERVATION VII (inédite).

Recueillie par M. Bezançon, interne, dans le service du Dr Barré à l'hospice des Ménages.

Pas d'antécédents héréditaires, la malade a toujours joui d'une bonne santé; depuis un an environ elle se plaint de douleur vague dans la région ombilicale :

Elle n'a pas eu de vomissements, pas d'anorexie bien marquée.

A l'examen on trouve dans la région épigastrique une tumeur dure, inégale, bosselée qui semble se continuer avec le foie.

Celui-ci ne déborde pas les fausses côtes.

On pense à un épithélioma de la face antérieure de l'estomac avec propagation au foie, ce que semble confirmer une poussée d'ictère.

La malade est prise sur ces entrefaites d'oppression, de fièvre, la langue devient grillée, et dans la poitrine on constate plusieurs foyers de râles sous-crépitants. Mort.

A l'autopsie, on voit qu'il ne s'écoule pas de liquide de la cavité abdominale.

L'estomac ne présente aucun noyau cancéreux, mais par contre on trouve au dessous une barre transversale, étendue d'un hypocondre à l'autre. Cette barre de 4 à 5 centimètres de haut sur 30 environ de large, réunit la grande courbure de l'estomac au colon transverse. Elle est donc formée par le grand épiploon transformé en masse cancéreuse.

Le foie et les poumons, le péritoine pariétal présentent des petits noyaux disséminés.

Les autres organes ne présentent rien de particulier.

A l'examen histologique on trouve de fines travées limitant de larges alvéoles dans lesquelles sont des cellules polymorphes (carcinome encéphaloïde).

OBSERVATION VIII (inédite).

Recueillie par M. Bezançon, dans le service du Dr Barié à l'hospice des Ménages, présentée à la Société Anatomique (novembre 1891).

Il s'agit d'une femme âgée de 62 ans, entrée à l'infirmerie pour des phénomènes de goître exophthalmique, tachycardie persistante, exophthalmie légère, tremblement généralisé.

La malade avait de plus des troubles digestifs, anorexie, vomissements alimentaires, pas d'hématémèses.

Au palper du ventre on constatait au pourtour de l'ombilic une masse dure, commençant à peu près à 9 centimètres au-dessus de l'ombilic et descendant à 4 centimètres au-dessous.

Dans le sens transversal, la tumeur se limitait bien à gauche, tandis qu'à droite on ne le pouvait ; le diamètre transverse apparent était de 30 centimètres.

C'était une masse lisse dont le bord supérieur semblait plus épais, quoique nettement coupé, que le bord inférieur tranchant semblable au bord inférieur du foie.

La masse était un peu douloureuse au palper et adhérait à la peau dans la région ombilicale.

La peau sur ce point présentait deux noyaux cutanés d'aspect cancéreux.

La percussion donnait de la sonorité au-dessus et au-dessous de la tumeur.

Au toucher vaginal, il n'y avait pas de connexion entre l'utérus et la tumeur.

La malade fut prise d'alternative de diarrhée et de vomissements alimentaires avec cachexie rapide et mort.

A l'autopsie on constate :

L'adhérence d'un des noyaux cutanés avec la tumeur profonde.

Au-dessous de l'estomac dont on voit deux travers de doigt à gauche, et du colon dont on voit une plus large surface à droite, se présente une masse adhérente à la peau surtout au niveau de l'ombilic, masse dure cartilagineuse, légèrement mamelonnée, de couleur blanc rosé.

En haut, la masse se limite par un bord nettement coupé, à gauche elle envoie une corne sous les fausses côtes, à droite elle présente une extrémité mousse.

En bas la tumeur présente un bord plus mince, tranchant, ressemblant au bord inférieur du foie.

A première vue la tumeur, l'estomac et une grosse anse intestinale semblent ne faire qu'un, mais en disséquant avec soin on voit que la tumeur adhère d'une part à la grande courbure de l'estomac et d'autre part recouvre l'anse transverse du colon qu'il faut sculpter pour la dégager de la tumeur.

Le péritoine pariétal est épaissi et présente un semis de petites masses blanchâtres, analogues à la tumeur principale.

Dans la cavité péritonéale on trouve quelques grammes de liquide louche avec fausses membranes récentes.

Au niveau du colon transverse sur un point de la partie moyenne, la lumière est envahie par la tumeur.

Dans le poumon et dans le foie on trouve des petits noyaux secondaires.

Examen histologique : épithéliome à cellules cylindriques.

OBSERVATION IX (inédite).

Recueillie par M. Bezançon, interne à l'hospice des Ménages, dans le service du Dr Barié. Présentée à la Société anatomique (novembre 1891).

Il s'agit d'une femme de 74 ans. Entrée à l'infirmerie pour des phénomènes de péritonite, douleur, fièvre, vomissements forracés, constipation.

Le ventre ballonné ne permet pas au début le palper.

Les phénomènes de péritonite s'amendant on trouve au palper :

Une masse inégale, étalée en plaque, étendue transversalement d'un hypocondre à l'autre, plus à droite qu'à gauche.

Cette masse est mobile excepté au niveau de l'ombilic où elle s'arrête et semble adhérer.

Il n'y a pas d'ascite.

On peut glisser les doigts entre la tumeur et les fausses côtes droites, ce qui permet d'élimener le diagnostic de tumeur du foie, à cause de la forme on diagnostique. Tumeur du grand épiploon.

Les vomissements reprennent bientôt, la malade se cachectise et meurt.

A l'autopsie on ne trouve rien aux poumons, à la rate, reins, utérus, ovaire, estomac, etc.

Seul, le péritoine pariétal et viscéral est semé de granulations cancéreuses, il n'y a pas d'ascite, mais un peu de sérosité louche et quelques fausses membranes accolant les anses intestinales.

Dans la région ombilicale on voit une grosse tumeur étalée en plaque ; cette tumeur laisse voir au-dessus d'elle l'estomac et au-dessous les intestins.

En la disséquant on voit qu'elle part de la grande courbure de l'estomac pour aboutir à l'arc tranverse du colon.

Nulle part elle ne fait saillie dans la cavité de l'estomac ou de l'intestin ; mais sur la face intérieure de l'estomac le feuillet péritonéal est envahi par la tumeur qui a gagné l'épiploon gastro-hépathique et le ganglion du hile du foie.

Examen histologique : on trouve de grandes alvéoles remplies de cellules sphériques et séparées par du tissu fibreux.

Forme en noyaux.

OBSERVATION X (résumée).

Cancer encéphaloïde du péritoine par M. Lancereaux.

A l'autopsie d'un homme âgé de 48, ans mort de péritonite aiguë, on trouve la cavité péritonéale remplie par un liquide sanguinolent.

Le grand épiploon descend jusqu'à l'épine iliaque antéro-supérieure, très épaissi, il est infiltré de masses molles du volume d'une amande à celui d'un marron et d'aspect cérébriforme, ces masses confondues offrent une épaisseur de 1 centimètre 1/3 au niveau du bord libre de l'épiploon.

Il existe en outre sur toute la surface pariétale du péritoine au niveau du bassin des masses molles rougeâtres violacées très vasculaires. Sur le bord adhérent de l'S iliaque, se trouvent des masses de même nature, pédiculées, appendues comme les plombs d'un épervier. Sur l'intestin grêle et le mésentère, quelques noyaux analogues. L'épiploon gastro-hépatique a une épaisseur de 2 centimètres et se trouve constitué par une masse encéphaloïde qui comprime le tronc de la veine-porte.

OASERVATION XI (résumée).

Carcinome colloïde du péritoine. Lancereaux. Atlas d'anatomie pathologique, t. I, page 43.

Un homme âgé de 56 ans, entre le 18 mars 1861 dans le service de M. Gendrin.

Depuis quelques mois il souffre de l'abdomen, et s'amaigrit de jour en jour.

A la palpation de l'abdomen on constate l'existence de tumeurs multiples, arrondies, du volume d'un petit marron ou d'une noisette dont quelques-unes du moins paraissent mobiles dans la cavité abdominale.

L'appétit est faible, la constipation habituelle et opiniâtre. Dans les jours qui suivent son entrée on constate dans l'épaisseur de la paroi abdominale, une tumeur analogue à celles du ventre.

Quelque temps après le malade meurt.

A l'autopsie on constate : une tumeur du volume d'un œuf dans l'épaisseur de la paroi.

« Des tumeurs analogues et plus petites, marronnées, existent en grand nombre dans la cavité du ventre, où elles sont pour la plupart appendues au grand épiploon, à peu près comme des plombs à un épervier. »

Mêmes tumeurs sur le péritoine pariétal et hépatique.

La rate est envahie par plusieurs masses de même nature; un des reins est le siège d'une masse semblable, sphérique et aplatie.

Ces tumeurs rappelant un marron par leur forme, sont de consistance molle, élastique, de teinte grisâtre ; des vaisseaux sanguins rampent à leur surface et dans leur profondeur. Ces masses appartiennent à la variété histologique du carcinome colloïde.

RÉSUMÉ ET CONCLUSIONS

1° Le cancer du grand épiploon est exceptionnel dans l'enfance ; mais dans l'âge adulte, son maximum de fréquence est vers la cinquantaine. Tantôt primitif sans qu'on puisse expliquer cette localisation, tantôt secondaire à des néoplasies de l'estomac, intestin, foie, ovaire (M. Paupinel), sein (observation inédite).

2° Le début est le plus souvent insidieux : douleur abdominale localisée quelquefois à la région ombilicale, cependant le ventre est toujours augmenté de volume ; troubles digestifs, phénomènes de péritonite subaigüe. En résumé les troubles fonctionnels de la première période n'ont rien de précis, et loin d'aider le diagnostic, l'égarent le plus souvent : les signes physiques sont de beaucoup les plus importants.

3° Ventre développé, ascite considérable dont le liquide peut être hémorrhagique (Trousseau), fréquemment citrin.

Dans la région ombilicale on constate une tumeur de forme spéciale, étalée en plaque, étendue transversalement d'un hypocondre à l'autre.

Cette tumeur est morbide sous le sens vertical et transversal, superficielle, quelquefois adhère à la peau, remontant à quelques centimètres au-dessus de l'ombilic où elle se termine par un bord coupé brusquement, elle présente un bord inférieur tranchant donnant souvent l'illusion du bord inférieur du foie.

Les limites sont assez nettes à droite, plus indécises à gauche où la tumeur se prolonge dans le rebord costal.

La percussion superficielle donne de la matité ; à une percusion plus profonde c'est de la submatité.

Le signe le plus probant est la constatation de trois zones, à la percussion sonore, mate, puis sonore. En effet l'alternance de sonorité, de matité, puis de sonorité, jointe à la possibilité de pénétrer au-dessus de la tumeur sous le rebord costal, et au-dessous dans le petit bassin semble être un des caractères les plus précis qui puisse imposer le diagnostic.

A côté de cette forme type, reste la forme des noyaux, dont le diagnostic reste souvent hésitant (ce sont comme des plombs aux mailles d'un épervier. Lancereaux).

Importance considérable des nodosités cancéreuses cutanées souvent péri-ombilicales et des adénites inguinales.

La marche se fait en deux périodes :

Période de latence (troubles gastro-intestinaux dus à la maladie elle-même ou à ses poussées de péritonite subaiguë).

Puis période confirmée où la marche vers la cachexie est assez rapide et la mort survient très souvent par des complications :

Péritonite ;

Pleurésie ;

Broncho-pneumonie ;

Pneumonie.

L'ascite rend souvent le diagnostic difficile, et la ponction est presque nécessaire pour le bien asseoir. Cependant dans l'ascite que nous avons en vue, c'est-à-dire celle qui complique les tumeurs du grand épiploon, si on fait changer de position le malade, la ligne de matité supérieure reste invariable.

On élimінera les ascites cirrhotique, cardiaque, brightique, par la marche, les commémoratifs, l'examen du cœur, des urines, etc.

On différenciera les tumeurs de la paroi, par leur adhérence, leur forme spéciale moins diffuse.

Le fait de pouvoir pénétrer sur les fausses côtes droites éliminera les tumeurs du foie ; quant au cancer de la face antérieure de l'estomac, il faudra se baser sur la marche, l'ensemble des symptômes, les vomissements, la forme de la tumeur, l'analyse chimique.

Les tumeurs spléniques conservent généralement la forme de la rate.

Le toucher vaginal et rectal et le fait de pénétrer dans le petit bassin fera éliminer les affections du petit bassin.

Le diagnostic est encore beaucoup plus difficile avec la péritonite tuberculeuse où quelquefois l'épiploon rétracté donne l'apparence d'une barre transversale étendue d'un hypocondre à l'autre ; mais il y a des lésions tuberculeuses, d'ailleurs la marche est spéciale, les intestins se dessinent presque à travers la paroi et sont le siège de cris tout spéciaux, etc.

Le traitement chirurgical tenté n'a donné aucun résultat ; on se contentera de faire la médecine des symptômes.

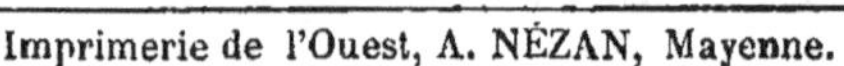

Imprimerie de l'Ouest, A. NÉZAN, Mayenne.

www.ingramcontent.com/pod-product-compliance
Lightning Source LLC
LaVergne TN
LVHW050456160826
845677LV00003B/807

* 9 7 8 2 3 2 9 6 7 0 2 3 2 *